# Stop la Chute de cheveux

# Arrêter la chute et faire repousser les cheveux

**Nazeem Nour**

## Avertissement

Bien que dans ce livre, vous ne trouverez que des conseils et des suggestions naturelles et sans risques, l'auteur de ce livre n'est pas responsable de tout incident qui pourrait se produire en suivant les étapes. Si vous avez des doutes, s'il vous plaît consulter un professionnel de santé avant de suivre les étapes du programme

# Mon histoire

Il y a quelques années, au début de mes vingtaines, je commençais à perdre mes cheveux, c'était très stressant et je ne me sentais pas bien. Je sentais que je perdais une partie de moi-même. Ma confiance et mon estime de soi ont été vraiment touchées. Chaque fois que je regardais mes cheveux dans le miroir, je me sentais triste. Et quand je trouvais des cheveux sur mon oreiller, ça me rendais encore plus triste et impuissant face à une situation à laquelle je ne pouvais rien faire. Je me demandais pourquoi je perdais mes cheveux ? Pourquoi moi ? Quelle est la solution ?

Je suis sûr que vous rencontrez la même chose que moi et vous comprenez très bien ce que je veux dire.

Mais j'étais déterminé ; j'étais prêt à tout faire pour trouver une solution. Et je savais au fond de moi que je vais trouver la solution et que je vais arrêter de perdre mes cheveux et même inverser la perte de cheveux, c'est-à dire faire repousser mes cheveux là où je les ai perdus. Heureusement, j'avais les moyens pour y arriver. Armé de ma volonté et après de nombreuses années de recherche non seulement sur la perte de cheveux, mais la santé en général, j'ai réussi finalement à trouver la solution que je suis sur le point de vous révéler dans ce livre.

Je ne peux pas vous décrire cette sensation quand vous savez que vous ne perdrez plus jamais vos cheveux et quand vous les voyez repousser. Ou la sensation que vous savez exactement ce qu'il faut faire pour mettre un terme à ce problème. Vous vous sentirez heureux, vous allez renaître.

Je me souviens du jour où je suis allé chez le coiffeur après avoir coupé mes cheveux seul, à la maison, avec une tondeuse (je les rasais complètement) : c'était étrange: je me sentais heureux, je renaissais. Tout le travail que j'ai fait pour arrêter ma chute de cheveux et pour faire repousser mes cheveux a finalement payé.

Vous devez savoir que les cheveux sont comme une plante, ils ont besoin de quelques « nutriments » (nourriture, l'oxygène, le sommeil), mais aussi ils ne supportent pas d'autres choses comme la pollution, la mauvaise nutrition ...

Dans ce livre, je vais vous montrer exactement ce que vous devez faire afin de stopper votre perte de cheveux et faire repousser vos cheveux.

Alors sans perdre une minute, voici tout ce que vous devez savoir pour arrêter et inverser la perte de cheveux.

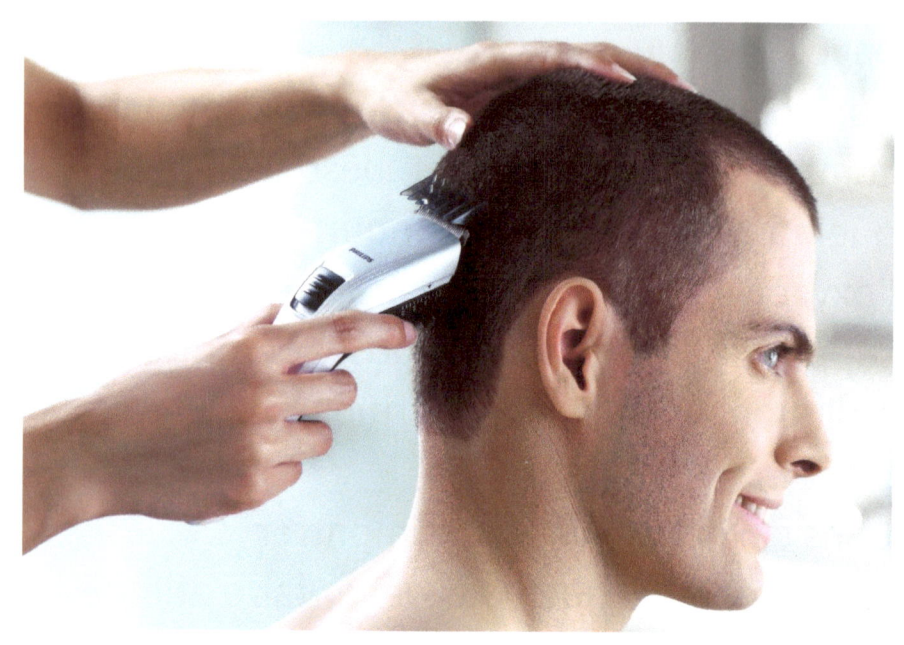

# 1

# Couper ses cheveux

Quand vous sentez que vous commencez à perdre vos cheveux, coupez-les. Coupez-les au minimum, si vous pouvez tout raser alors faites-le. Pourquoi?

Parce que couper vos cheveux vous empêchera de perdre davantage de cheveux et cela de façon immédiate. Je sais que ce n'est pas la solution idéale ou celle à laquelle vous vous attendiez mais ce ne sera que temporaire. Non seulement cela va arrêter votre chute de cheveux, mais les améliorer.

Dans certaines cultures, il est conseillé de couper ses cheveux complètement, afin de les renforcer. C'est bien aussi pour la circulation sanguine.

Vous pourriez avoir également remarqué que chaque fois que vous coupez vos cheveux, vos cheveux sont plus abondants et plus jolis.

Donc, ayez un peu de courage et coupez autant que vous le pouvez. Si vous coupez tout et que vous vous sentez gênés ou autre, vous pouvez toujours porter un chapeau, une casquette ...

Vous pouvez entendre certaines personnes qui disent que les chapeaux ou la casquette peuvent vous faire perdre vos cheveux. C'est partiellement vrai. Et la raison en est que la chaleur qui se trouve dans votre chapeau vous fait transpirer, la sueur rend vos cheveux humides et les cheveux tombent facilement quand ils mouillés ou humides. Mais quand vous coupez tous vos cheveux vous ne perdez pas de cheveux. De même, lorsque le climat est froid vos cheveux resteront secs et vous ne perdrez rien.

Ceci est seulement temporaire. Une fois que vous arrêtez votre chute de cheveux, vous pourrez les laisser repousser.

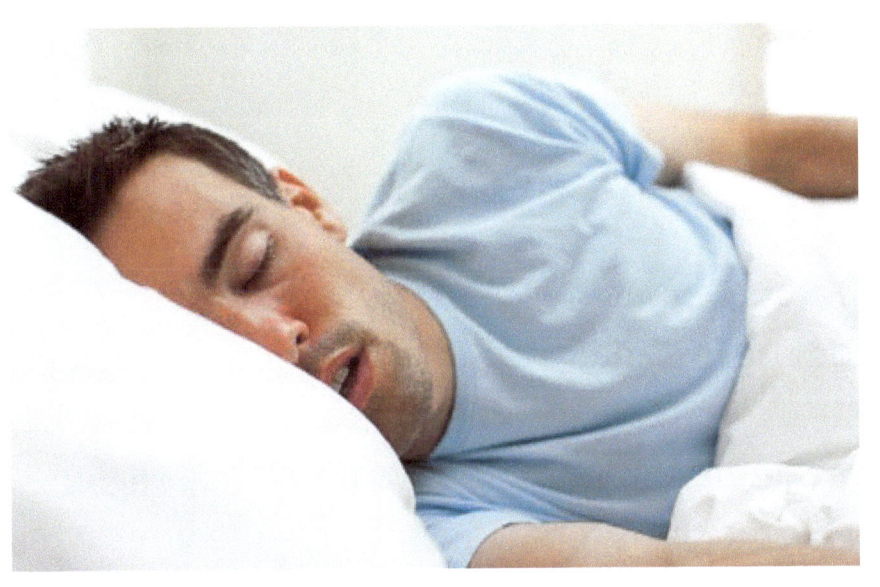

**2**

**Dormir**

Dormez beaucoup: le sommeil est bon pour les cheveux et il vous aidera à gérer mieux le stress (stress cause de la perte de cheveux). La meilleure chose à faire est de ne pas régler l'alarme, le sommeil jusqu'à ce que vous vous réveillez seul. Vous pourrez facilement remarquer que lorsque vous ne dormez pas bien vos cheveux (et votre peau) ne sont pas très beaux et tombent facilement.

Donc, assurez-vous d'aller dormir tôt, de cette façon, vous pouvez obtenir au moins huit heures de sommeil en plus. Ne manquez pas cette étape très importante.

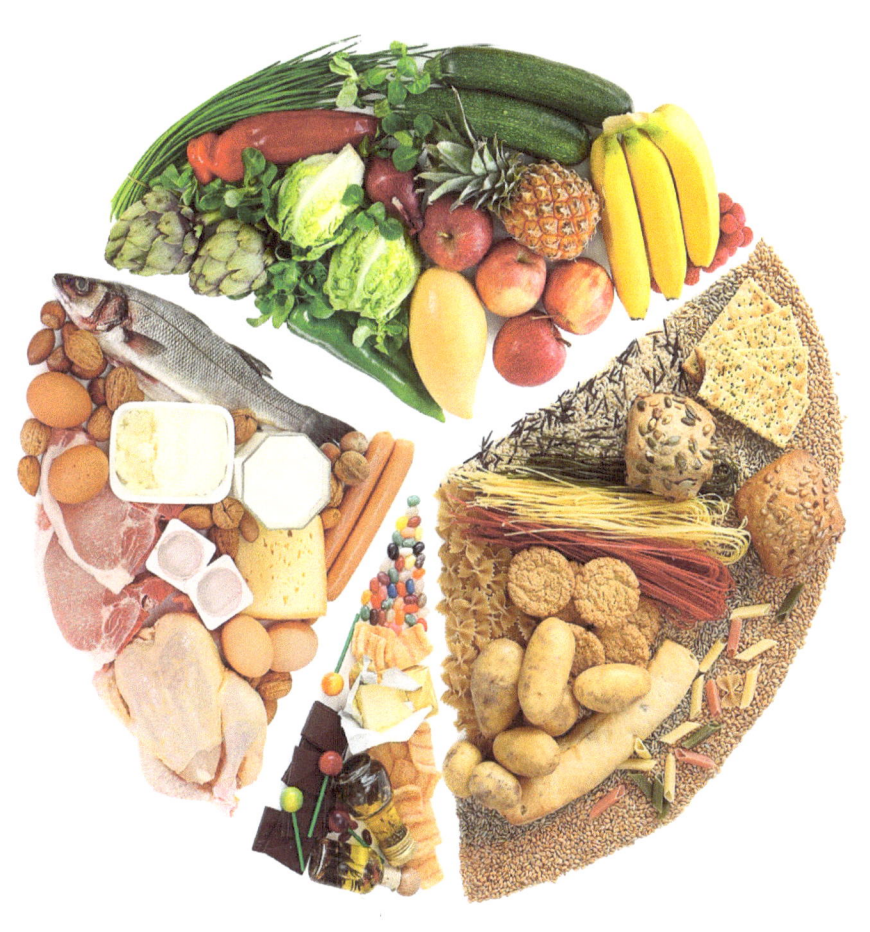

# 3

# L'Alimentation anti-chute de cheveux

La nourriture est très importante dans la lutte contre la chute des cheveux. Vous devez prendre cette partie très au sérieux. Voici ce qui fera une différence et arrêter votre perte de cheveux:

_ Nourriture de bonne qualité: chercher de la nourriture qui est riche en éléments nutritifs, comme les produits bios sans trop de produits chimiques. Les vitamines et les minéraux qui se trouvent dans votre alimentation vont nourrir vos cheveux et  arrêter la perte de cheveux. Cherchez aussi des aliments frais ou des produits de saison, qui contiennent plus de nutriments. Essayez aussi de manger des aliments crus, plus souvent!

_ Protéines: ils sont essentiels à vos cheveux et vos ongles comme le poulet,  la viande ou le poisson. Je recommande les protéines d'origines animales parce que je remarquai qu'elles donnent de meilleurs résultats que les protéines végétales (tofu, haricots, seitan, œufs ...). Optez pour une bonne portion à chaque repas: entre 100g à 300g.

_Céréales: Les céréales sont également essentiels pour arrêter et inverser (inverser= faire repousser les cheveux) la perte de cheveux. Optez pour le riz ou le blé (pates, pains, couscous..). Ne pas manger trop de blé ou tout ce qui a basé de blé car cela peut vous faire grossir. Si vous voulez faire attention à votre ligne manger plus de riz.

_ Augmentez la fréquence des repas : Manger 4 ou 5 repas par jour. Il est préférable de manger plusieurs petits repas par jour que 2 grands repas. Et cela afin de maintenir un métabolisme élevé et une circulation sanguine optimale.

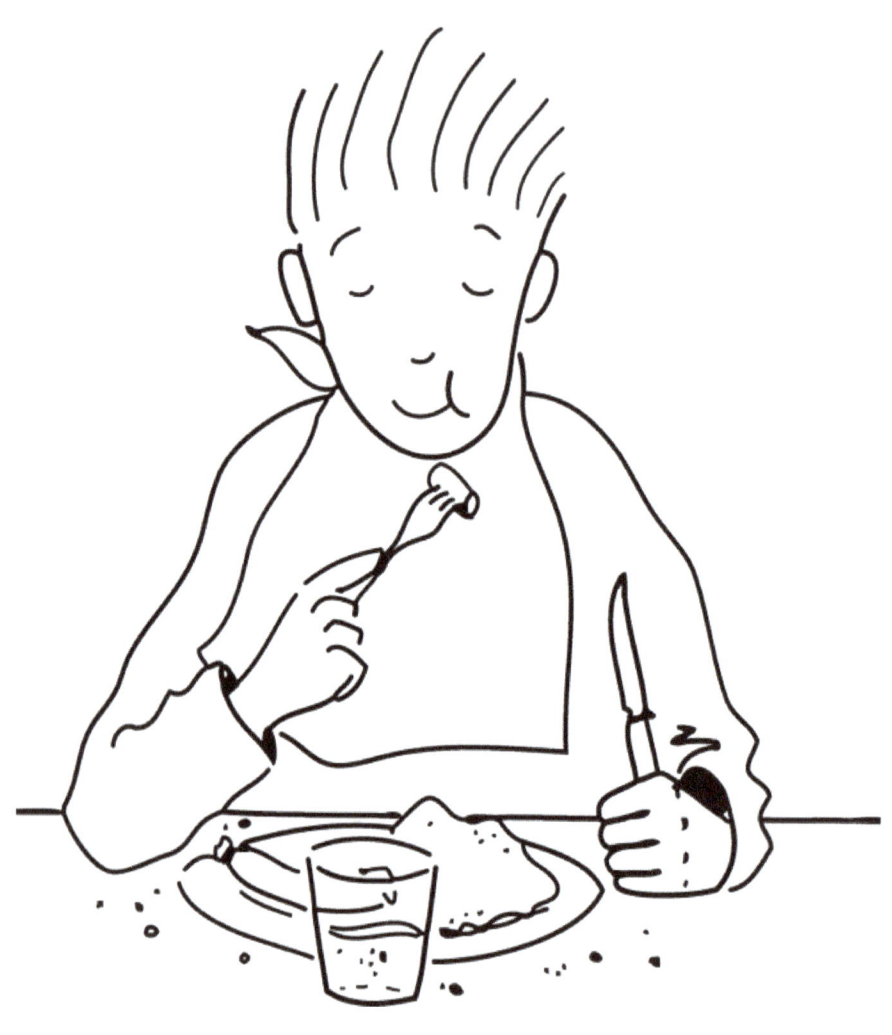

**4**

# Mastiquez

Mastiquez vos aliments: mastiquez des aliments durs, cela permettra de renforcer le muscle autour de vos dents et votre tête, et vos cheveux par la même occasion.

Les aliments sont de plus en plus doux et moelleux (comme le fast-food..) chercher de la bonne nourriture que vous pouvez mastiquer bien comme il faut.

Lorsque vous êtes entrain de mastiquer vos aliments, maintenez vos dents serrées ensemble pendant deux à trois secondes, cela va renforcer les muscles de votre bouche, votre tête et donc vos cheveux.

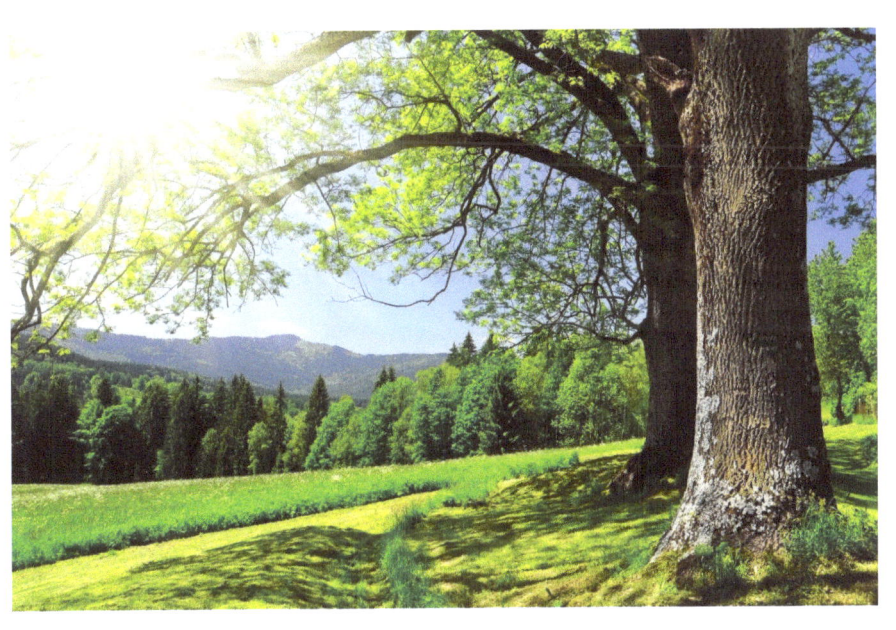

# 5

# L'air frais

La pollution de l'air affecte beaucoup les cheveux. Hors aujourd'hui, les grandes villes ont une très mauvaise qualité d'air qui affecte notre santé en général et nos cheveux en particulier. Pour cela évitez les grandes villes, si vous ne pouvez pas, aller dans des parcs, des forêts pour respirer une meilleure qualité d'air. Faites-le au moins 5 jours par semaine pendant au moins 20/30 minutes par jour. Si vous pouvez le faire plus ce sera mieux. La qualité d'air est très importante pour vos cheveux.

L'air polluée, combinez à cela une mauvaise alimentation et le stress, et vous perdrez vos cheveux. Essayez de passer vos vacances à la campagne ou à la montagne. Vous devriez passer au moins un mois dans un environnement naturel. Deux mois c'est mieux. Faites des exercices de respiration quand vous êtes dehors, n'importe quel exercice.

Un exercice qui me plaît en particulier: respirez fort d'une narine (celle de gauche par exemple), bouchez l'autre narine (celle de droite) et maintenez votre respiration autant que vous pouvez puis expirer de l'autre narine (celle de droite). Faites la même chose mais dans l'autre sens.

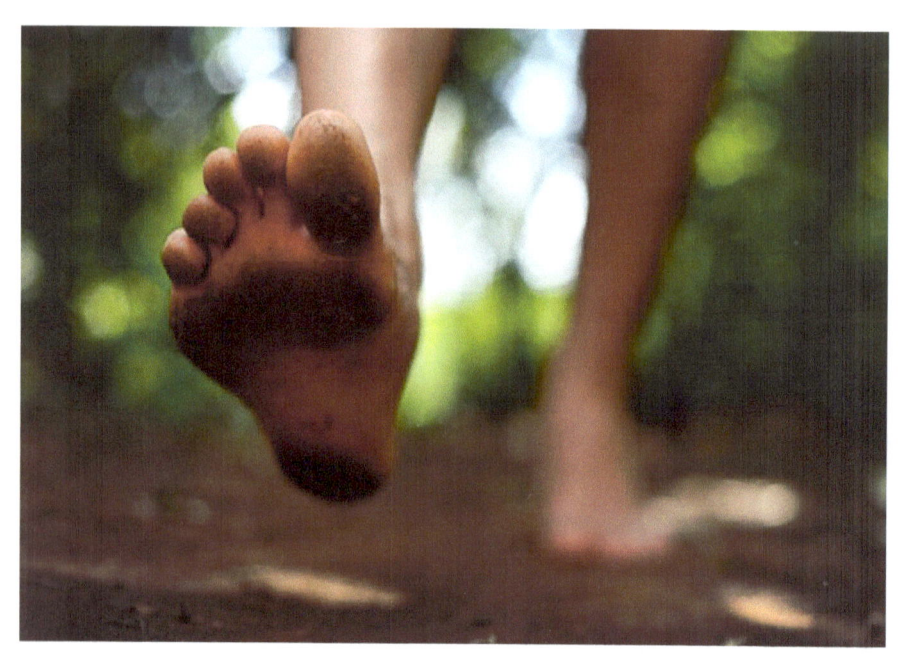

# 6

# L'énergie de la terre

Enlevez vos chaussures et posez vos pieds sur de la terre, ainsi vous établirez une connexion avec l'énergie de la terre, cela est bon pour vos cheveux : c'est ce qu'on appelle Earthing. Faites-le au moins 5 jours par semaine pendant 20/30 minutes. En position debout, ou assis avec le dos bien droit ou en marchant. C'est une façon naturelle de dynamiser la circulation sanguine de votre corps et vos cheveux. Vous trouverez beaucoup d'informations sur la terre et ses avantages, si vous avez jamais entendu parler, je vous conseille de faire quelques recherches sur l'Earthing, de cette façon, vous aurez une meilleure idée sur ce sujet.

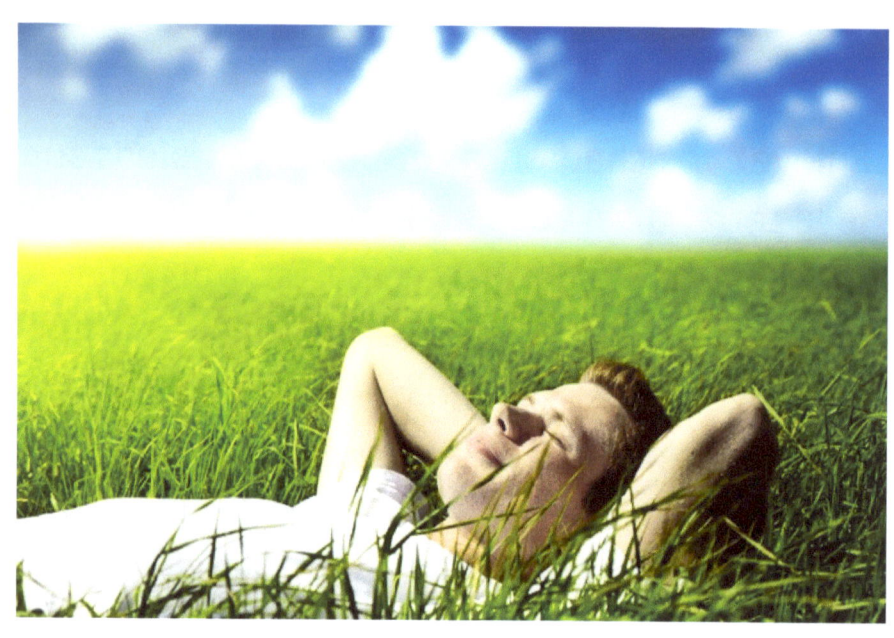

# 7

# Le repos

Apprenez à vous reposer pendant la journée. Faites une sieste ou prenez un bain chaud ... Prenez des pauses pour éviter le stress. Le repos est important car il vous permet d'économiser l'énergie physique et mieux gérer votre stress.

Personnellement, j'ai remarqué que je perdais moins de cheveux pendant mes jours de repos que pendant mes jours de boulots. Donc, si vous vous souciez de vos cheveux, conserver votre énergie. Réfléchissez à des astuces pour travailler moins, ou prenez quelques jours pour le bien de vos cheveux.

Cela dépend de vous et de votre situation.

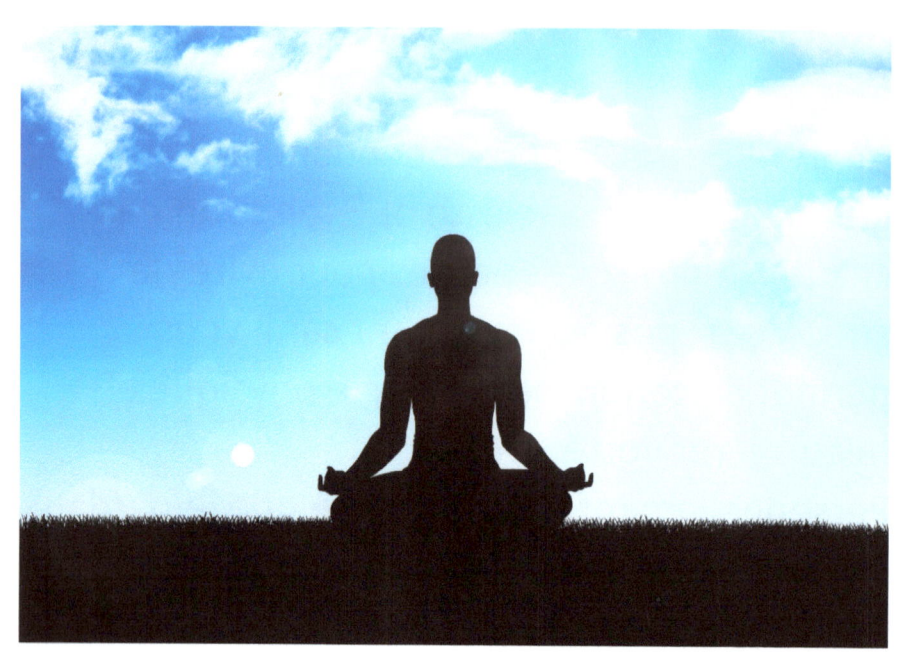

# 8

# Arrêtez de vous soucier

Travailler sur vos pensées : penser positif, méditer, concentrez-vous sur le présent, faites des choses qui vous font du bien, écouter de la musique relaxante .... Certaines pensées surtout négatives peuvent affecter votre corps et vos cheveux.

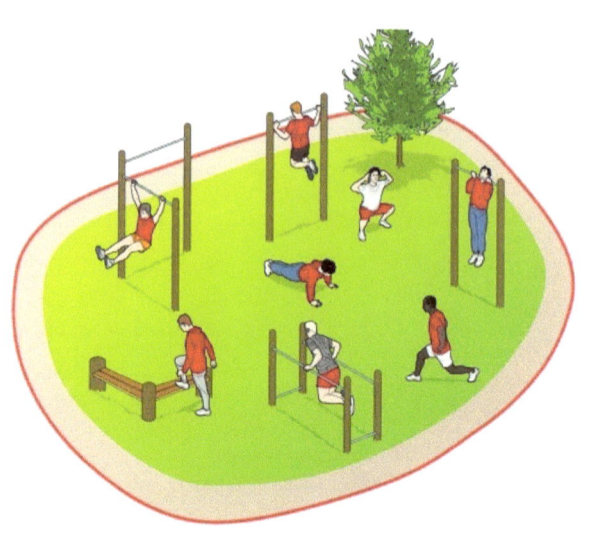

# 9

# Comment s'entrainer pour stopper la chute des cheveux

Combinez le cardio avec la musculation ou les exercices qui travaillent vos muscles et le cardio.

Les exercices comme les pompes, les burpees, les mountain climber... sont bons pour arrêter la perte de cheveux. Le swing de kettlebell est également bon. Si vous aimez vous entrainer à la salle de musculation je vous conseille trois exercices: Dead lift (soulevé terre), Bench press (développé couché) et le squat avec ces trois exercices vous travaillerez tout votre corps et vous augmenterez la circulation du sang dans votre tête et votre cuir chevelu. Vous pouvez faire d'autres exercices en plus de ceux-là.

L'objectif est d'effectuer un certain type d'activité vigoureuse pendant un minimum de 15 à 30 minutes, trois à cinq fois par semaine. Cette activité vigoureuse doit être exécutée entre 60% à 80% de votre fréquence **cardiaque maximale (FCM)**

Comment calculer votre **FCM:**

*a) - soustraire votre âge actuel de 220. Ce nombre est votre FCM.*
*b) - Multipliez ce nombre par 0,60. Cela est de 60 pour cent de votre FCM.*
*C) - prendre le numéro vous est venu avec l'étape a). Multiplier par 0,80. Ceci est de 80 pour cent votre FCM.*

Ces chiffres de 60 pour cent et 80 pour cent représentent la portée de votre fréquence cardiaque cible (FCC). (Une remarque importante: De nombreux médicaments pour la pression artérielle travaillent en abaissant la fréquence cardiaque, ce qui voudrait dire qu'il faudra peut-être réduire ainsi votre FCM et FCC si vous prenez des médicaments pour la pression artérielle, consultez votre médecin pour savoir comment ajuster ces chiffres.)

Lorsque vous faites votre séance d'entrainement, vous aurez besoin de garder une trace de votre fréquence cardiaque pour vous assurer que vous restez dans la plage de FCM 60 pour cent à 80 pour cent. Cela se fait facilement en appuyant légèrement sur l'index de la main droite sur l'artère juste sous la peau sur la peau à l'intérieur du poignet gauche. Le taux est facilement déterminé en comptant les battements pendant 15 secondes, le multipliant ce nombre par 4. Ce sera votre fréquence cardiaque. (Ou compter les battements pendant une minute)

Si vous ne voulez pas le faire de cette façon de compter vos battements de cœur, il y a une autre règle de base: si vous pouvez tenir une conversation, vous ne travaillez pas assez dur. Si vous pouvez chanter, vous ne travaillez pas assez dur non plus. Si vous êtes à bout de souffle, ou vous devez vous arrêter et reprendre votre souffle, vous travaillez certainement trop. Restez entre les deux!

Par ailleurs, il est important que vous trouviez une activité que vous aimez. Il y a beaucoup d'activités qui peuvent vous permettre d'être dans votre FCC, donc trouver quelque chose que vous appréciez. Le point essentiel ici est d'augmenter votre circulation sanguine.

Exercez-vous à l'extérieur pour un apport maximal d'oxygène, pour stimuler votre cuir chevelu. Mais ne pas oublier que mâcher vos aliments  est aussi un exercice pour la perte de cheveux.

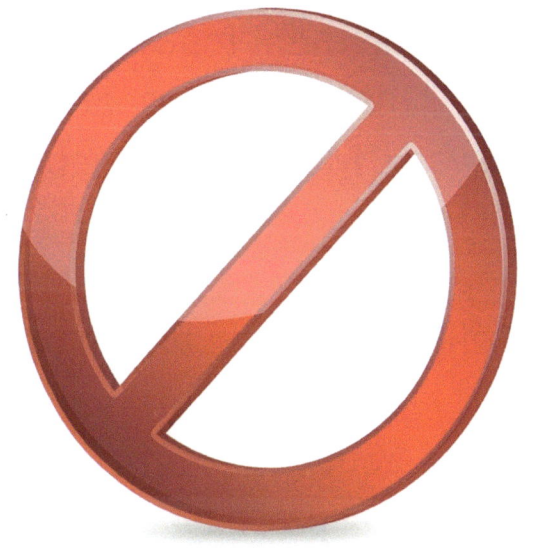

# 10

## Ce qu'il faut éviter

Ce qu'il faut éviter: sucre, le café, la télévision et le sexe (en trop).

_ Sucre: Brian Tracy dit que c'est un poison. Le sucre est non seulement mauvais pour votre corps et votre santé, mais il est aussi mauvais pour vos cheveux. Moins vous mangez, mieux ce sera.

_ Café: A long terme, le café peut affecter vos cheveux. Préférez plutôt le thé au café.

_TV: passez des heures devant la télévision pourrait favoriser la perte de cheveux. Surtout si vous regardez un film d'action ou tout ce qui pourrait augmenter votre niveau de stress.

_ Sexe: vous risquez de perdre vos cheveux lorsque vous éjaculez beaucoup. Comment vous savez si vous en faites trop? Eh bien, il est difficile de savoir, car cela dépend de plusieurs facteurs. Mais si vous souffrez de perte de cheveux, essayez de réduire vos éjaculations. Réduisez votre fréquence de moitié ou plus. Par exemple, si vous avez des relations sexuelles 4 fois par semaine réduisez à deux fois par semaine ou une fois par semaine. Cela pourrait être difficile, mais c'est juste temporaire. Quand vous sentez que vous ne souffrez plus de la chute de cheveux, vous pouvez reprendre votre activité sexuelle régulière.

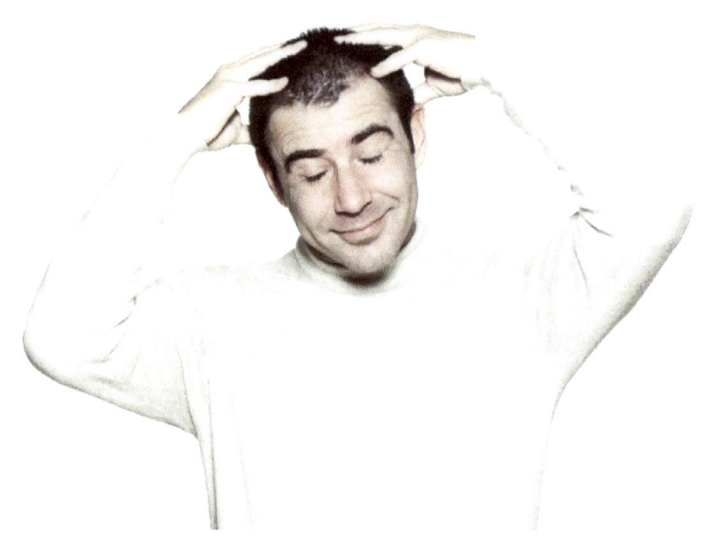

# 11

# Le massage

Massez votre cuir chevelu: le massage apportera plus de sang à votre cuir chevelu et arrêtera la perte de cheveux. Il existe de nombreux exercices que vous pouvez faire. Faites celui que vous voulez. La règle la plus importante à suivre est: ne pas utiliser vos ongles en massant. Vos ongles pourraient blesser/faire tomber vos cheveux.

Voici quelques exercices:

_ Suspension: Allongez-vous sur le dos sur un lit ou une table balancez votre tête en arrière vers le bord de sorte que la circulation sanguine est augmentée au niveau du coup et de la tête. Respirez profondément et détendez-vous. Rester comme ça pendant plusieurs minutes

_ Manipulation du front : Tenez votre main gauche à l'arrière de votre tête pour stabiliser votre cou détendez votre tête dans votre main. Placez votre main droite sur votre front, au niveau des sourcils  en étirant votre pouce et votre index dans votre ligne de front. Déplacez votre main lentement et fermement vers le haut vers votre cuir chevelu. Répéter quatre ou cinq fois.

_ Manipulation du cuir chevelu: Placez les paumes de vos mains fermement contre votre cuir chevelu au-dessus de chaque oreille. « Soulevez » vers haut le cuir chevelu dans un mouvement circulaire, d'abord avec les mains sur le côté de votre tête, puis d'une main devant au-dessus de votre front et l'autre à l'arrière de votre tête, juste au-dessus de la nuque.

Fingertips massage: Commençant à la naissance de vos cheveux au niveau du front, Placez le bout des doigts des deux mains sur votre ligne de cheveux. Masser d'un mouvement circulaire le cuir chevelu, en se concentrant sur les parties ou il y 'à le moins de cheveux. Remontez ensuite vers le centre puis descendez vers l'arrière jusqu'à la nuque. N'oubliez de masser les côtés autour de vos oreilles.

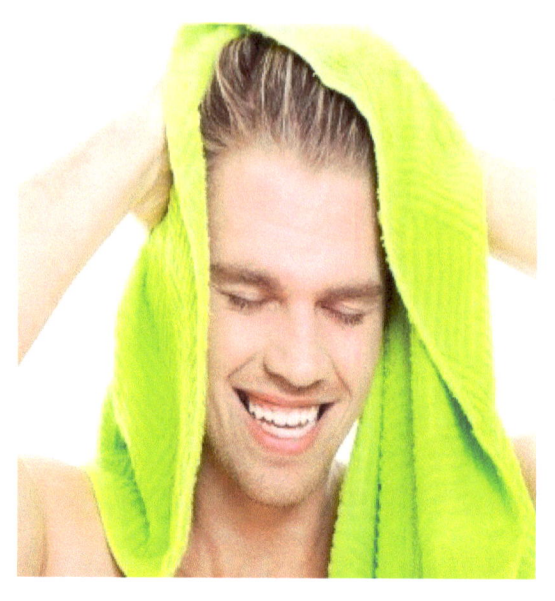

**12**

# Comment traiter avec les cheveux mouillés

Soyez doux avec vos cheveux quand ils sont mouillés: les cheveux ont tendance à tomber facilement quand ils sont mouillés. Lorsque vous prenez votre douche soyez prudent lorsque vous séchez vos cheveux. Vous devez pressez votre serviette sur vos cheveux et la laisser absorber l'eau de vos cheveux: voilà comment on doit sécher ses cheveux.

Lavez vos cheveux à l'eau froide ou tiède (pas trop chaude) pour maintenir les pores de votre cuir chevelu serrés.

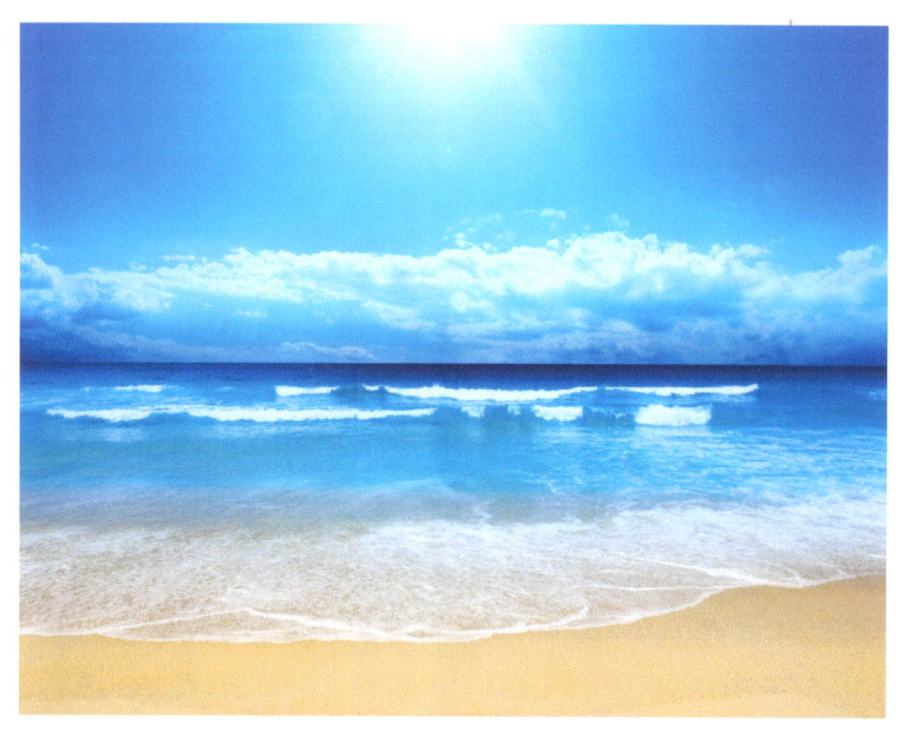

# 13

# Aller à la plage

Nagez dans les bassins naturels : plage, lac … (pas la piscine) est bon pour vos cheveux. L'été est la saison idéal pour profiter de la mer, donc essayez de vous y rendre tant que vous pouvez. S'ajoute à cela l'air frais des plages, le soleil et la présence de la terre (Earthing) tout cela est bon pour les cheveux, et pour stopper votre chute de cheveux.

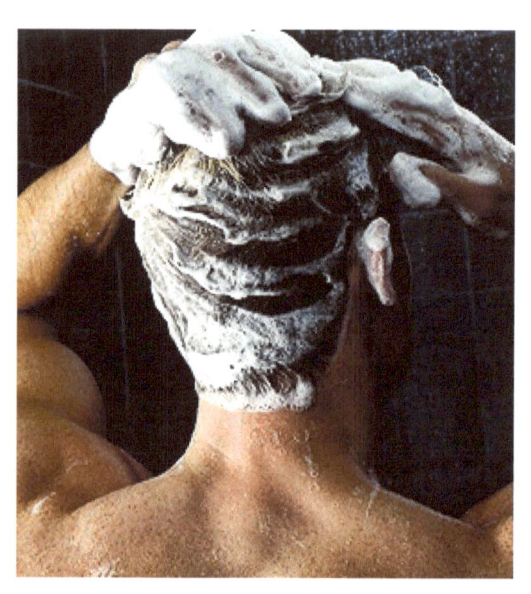

**14**

**Laver ses cheveux**

Gardez vos cheveux propres: les laver au moins 3 fois par semaines. Cela permet de garder les pores de votre cuir chevelu propre et ouvert afin d'éviter la perte de cheveux. Utilisez un bon produit: chercher un bon shampoing naturel. Un shampooing de bonne qualité est très important car il va stimuler votre cuir chevelu et aider vos cheveux à repousser. Il existe de nombreux shampoings de bonne qualité à vous de choisir. Si vous voulez des conseils, cherchez dans un blog ou magazine féminin.

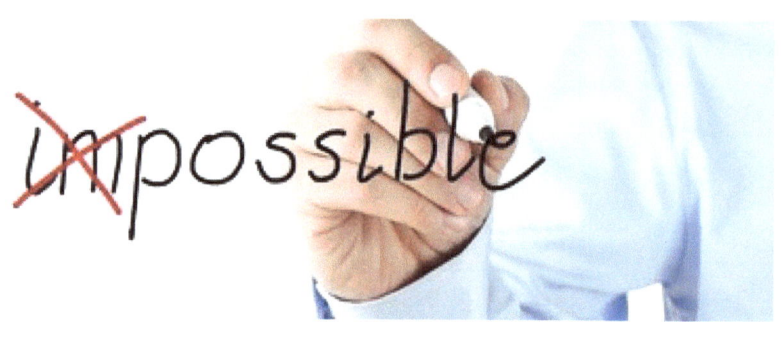

# 15

# Soyez optimiste

Croire que ce programme fonctionne et que vous arrêterez et inverserez la perte de cheveux: ayez la foi! Lorsque vous êtes malade et que vous essayez de guérir être positif et optimiste est très important afin d'atteindre les résultats que vous désirez.

Voici ce que je vous conseille de faire: chaque mois travaillez sur quatre ou cinq étapes énumérées ci-dessus. De cette façon, dans deux à trois mois, vous aurez tout essayé  et vous ne serez pas perdu.

Par exemple: Commencez par couper vos cheveux; manger de bons repas avec des protéines et légumes céréales; bien mastiquer mâcher vos repas ; dormir beaucoup ne réglez pas l'alarme; entrainez-vous en plein air ; si vous vous entrainez à l'intérieur, passez  20 à 30 min à l'extérieur pour respirer un peu d'air frais (parc); pendant que vous y êtes profitez-en pour vous connecter à la terre ; méditez…

Ou si vous voulez, vous pouvez travailler sur toutes les étapes pendant 90 jours.

Après quelques jours, vous verrez que votre perte de cheveux a diminué énormément et que vous vous sentez bien. Après deux ou trois mois, vous en aurez finis avec la chute de cheveux complètement!

Bon courage !